AF462136

HYGIÈNE SCOLAIRE

CONFÉRENCES

Faites aux Élèves de l'École Normale primaire DE GUÉRET

par

Le Dr F. VILLARD

ANCIEN INTERNE DES HÔPITAUX DE PARIS
MEMBRE CORRESPONDANT DE LA SOCIÉTÉ DE MÉDECINE LÉGALE DE FRANCE
DE LA SOCIÉTÉ CLINIQUE ET DE LA SOCIÉTÉ ANATOMIQUE DE PARIS
DE LA SOCIÉTÉ MÉDICALE D'ATHÈNES, ETC.
MÉDECIN DE L'ÉCOLE NORMALE PRIMAIRE DE GUÉRET

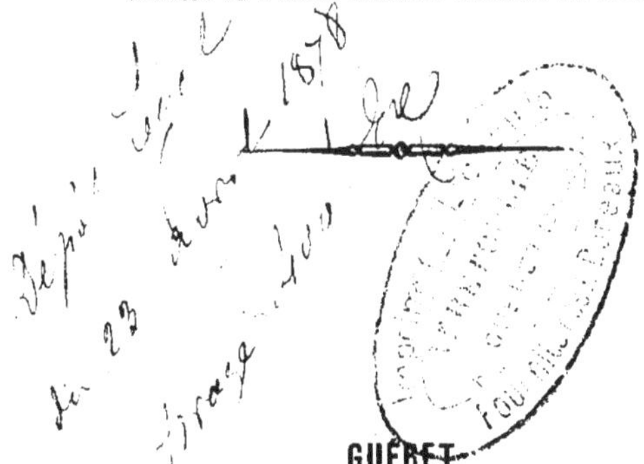

GUÉRET
LIBRAIRIE DE MADAME VEUVE BETOULLE

1878

HYGIÈNE SCOLAIRE

CONFÉRENCES

Faites aux Élèves de l'École Normale primaire
DE GUÉRET

par

Le Dr F. VILLARD

Ancien Interne des Hôpitaux de Paris
Membre correspondant de la Société de Médecine légale de France
de la Société Clinique et de la Société Anatomique de Paris
de la Société Médicale d'Athènes, etc.
Médecin de l'École Normale primaire de Guéret

GUÉRET
LIBRAIRIE DE MADAME VEUVE BETOULLE

1878

HYGIÈNE SCOLAIRE

I

MESSIEURS,

Parmi les questions d'Hygiène qui font l'objet du programme de vos études, sans contredit, il il n'en est pas de plus intéressantes pour vous que celles qui se rattachent à la construction et à l'installation des maisons d'école, à la santé des élèves qui les fréquentent et à celle des maîtres qui en ont la direction. L'étude des particularités relatives à ces diverses questions étroitement liées entre elles constitue ce qu'on appelle l'Hygiène scolaire dont je viens vous entretenir. Occupons-nous d'abord de la maison d'école.

Pour être installée conformément aux règles d'une bonne hygiène, une maison d'école doit remplir plusieurs conditions, les unes générales, communes à toutes les maisons habitées et relatives à l'emplacement, l'orientation, etc., les autres particulières, en rapport avec l'affectation spéciale que doit avoir l'établissement. C'est l'ensemble de ces conditions que je veux d'abord vous faire connaître, afin que, plus tard, dans les localités où vous serez placés comme instituteurs, vous puissiez les exposer si l'occasion s'en présente. Malheureusement, lorsqu'il s'agira de construire une maison d'école, je crains bien que vous soyez rarement consultés. Il vous arrivera même sûrement de rencontrer, dans certaines communes, des administrateurs qui, dans un but d'économie, but fort louable sans doute, mais fâcheux dans la circonstance, n'hésiteront pas à fixer l'emplacement d'une maison d'école dans un lieu très-insalubre ou tout-à-fait impropre à sa destination, sans tenir aucun compte des observations que vous aurez pu leur faire. D'autre part, vous verrez quelquefois les architectes chercher plutôt à flatter le regard par des détails de façade qu'à répondre aux conditions de confort et de bonne disposition que l'établissement réclame. Relativement à ce dernier point, je pourrais même, sans aller bien loin d'ici, vous montrer bon nombre de maisons d'école dans la construction desquelles les lois de l'hygiène ont été violées de la façon la plus manifeste, sans aucune excuse possible d'économie et sans aucune compensation architecturale.

Quoi qu'il en soit, lorsque vous serez consultés au sujet de l'édification d'une maison d'école, rappelez-vous les notions que je vais avoir l'honneur de vous exposer. Toutes les fois que vous le pourrez, cherchez à les faire prévaloir et si vous arrivez à obtenir le rejet de mesures économiques ou la suppression de détails superflus de perspective, lorsque ces mesures ou ces détails seront susceptibles de porter atteinte aux exigences de l'hygiène, vous aurez rendu service à vos élèves, à vous-mêmes et à l'enseignement.

La première question importante à résoudre lorsqu'il s'agit de construire une maison d'école, question à l'étude de laquelle on ne saurait apporter trop de soin et de précaution, c'est le choix d'un emplacement. D'une manière générale, il ne faut bâtir que dans un endroit bien dégagé, où la lumière puisse avoir un facile accès et sur lequel les rayons solaires exercent sans obstacle leur action bienfaisante. Dès lors, il devient rationnel d'éviter le voisinage de rues étroites, malsaines, la proximité de grands arbres qui obstruent la lumière et entretiennent autour d'eux l'humidité à la surface du sol.

L'école devant être le sanctuaire du recueillement et de l'étude, il est nécessaire qu'elle soit isolée des rues fréquentées, des routes postales, des quartiers animés par les bruits de l'industrie; pour les mêmes motifs, il ne faut construire que loin des champs de foire, des halles, des marchés, etc. Dans les villages, c'est l'atelier du charron, du forgeron, etc., c'est le voisinage des débits de boissons qu'il faut chercher à éviter.

Le terrain sur lequel il convient de construire doit être un sol sec : si cette condition était impossible à réaliser, il serait nécessaire de combattre l'humidité du sol au moyen de travaux d'assainissement. Le plus souvent pour arriver à ce résultat, il suffirait de creuser par exemple autour du mur de la maison à l'extérieur une rigole, dont le niveau placé plus bas que le sol à l'intérieur, faciliterait l'écoulement des eaux contenues dans ce dernier, en établissant une sorte de drainage : la pose d'une grille au-dessus de cette rigole serait le complément indispensable de ces travaux d'assainissement. J'insiste sur ces précautions; vous connaissez du reste les dangers que le voisinage des terrains humides offre pour la santé des enfants. C'est encore pour éviter ces dangers que les maisons d'école doivent être édifiées loin des terrains marécageux, loin des tourbières dont l'influence sur la santé est connue de tout le monde.

Une autre condition essentielle à rechercher pour assurer la salubrité d'une maison d'école, c'est une bonne orientation. Or, l'expérience démontre que dans la plus grande partie de la France, dans notre climat du moins, les vents les plus insalubres sont les vents d'ouest : ce sont ceux aussi qui s'accompagnent le plus souvent de pluie ; par conséquent, au lieu d'ouvrir la maison d'école à l'ouest, il faut songer au contraire à l'abriter contre les vents humides et pernicieux qui viennent de ce côté. D'une manière générale, la meilleure orientation est celle du nord au sud, la façade regardant le sud, sud-est. Cette disposition obvie à de graves inconvénients et présente plusieurs avantages parmi lesquels il faut placer cette circonstance que le bâtiment orienté d'une telle façon peut recevoir toute la chaleur du dehors et que dans la matinée les rayons du soleil levant, nuisibles pour la vue, ne viennent pas frapper obliquement les fenêtres et incommoder les élèves. — Quant à l'ouest, c'est le côté qu'il faut réserver autant que possible pour les gros murs pleins : vous savez que les murs placés dans cette direction sont presque toujours humides, qu'ils se décrépissent aisément et ont souvent besoin de réparation. Aussi, ce qu'il y a de mieux à faire pour parer à cet inconvénient, c'est de réserver le côté de l'ouest pour les constructions accessoires telles que hangars et autres annexes indispensables de toute maison isolée. Le toit, toujours très-incliné de ces constructions annexes et descendant assez près du sol, permet à l'eau poussée par le vent de s'écouler sans s'infiltrer dans les murs de l'établissement et par conséquent sans entretenir dans ce dernier une humidité malsaine.

L'emplacement de la maison d'école est choisi; son orientation est déterminée; il ne reste plus qu'à la construire. Examinons donc maintenant quelles sont les particularités hygiéniques dont il faut tenir compte pour la construction proprement dite et pour l'aménagement intérieur de l'édifice.

Vous verrez dans beaucoup de chefs-lieux de commune le sol de la maison d'école se trouver au même niveau que le terrain voisin; dans quelques localités même, — je pourrais vous citer des exemples, — il est situé plus bas. C'est-là, Messieurs, une condition extrêmement défavorable d'où peuvent résulter de graves inconvénients, non-seulement au point de vue de la santé, mais encore au point de vue de la distribution de la lumière. Pour être conforme aux règles d'une bonne hygiène, le rez-de-chaussée d'une maison d'école doit se trouver exhaussé d'au moins un mètre au-dessus du sol.

Les matériaux qui seront employés dans la construction méritent d'attirer sérieusement l'attention. Ils doivent être solides et résistants, mauvais conducteurs de la chaleur, afin de maintenir à l'intérieur de l'édifice une température fraîche et salubre, ni trop froide en hiver, ni trop chaude en été. Il faut surtout que les matériaux des fondements et des murs qui plongent dans la terre soient en état de résister à l'humidité du sol et de l'air ambiant.

Les meilleures pierres de construction sont le granit et le calcaire. Dans notre département, il n'y a pas de choix à faire : le granit qui est la roche fondamentale de notre sol nous dispense d'aller chercher au loin des matériaux que nous foulons à chaque instant sous nos pieds.

Le bois destiné à l'édification d'une maison d'école doit être bien sec. Cette condition, qui est nécessaire dans l'intérêt de sa conservation, est ici indispensable si on veut prévenir le développement de champignons microscopiques qui, en le détériorant et en répandant dans l'air une odeur malsaine, peuvent nuire à la santé des enfants. On a, en effet, observé dans certaines écoles que les élèves ainsi que l'instituteur, après quelques heures passées en classe, offraient de véritables symptômes d'intoxication caractérisée surtout par de violents maux de tête et reconnaissant pour cause l'odeur de moisissures répandue dans la salle non moins que la présence en excès d'acide carbonique.

Le choix des matériaux pour la couverture n'est pas indifférent. On ne devra employer que des substances imperméables, mauvaises conductrices de la chaleur et de l'humidité et parmi elles c'est à la tuile et à l'ardoise qu'il faut recourir de préférence. Les feuilles de cuivre, de plomb, de zinc, jouissent des mêmes avantages, mais elles ont plusieurs inconvénients, d'abord celui de coûter très-cher, ensuite de résonner trop bruyamment sous les coups de la pluie ou de la grêle : cette dernière circonstance, susceptible de troubler la tranquillité de la classe, suffirait à elle seule pour en exclure l'emploi.

L'accès de la maison d'école doit être facile; l'entrée en sera large et spacieuse, de façon à permettre à plusieurs élèves d'entrer et de sortir simultanément. Il faut éviter les doubles portes qui n'ont que l'inconvénient, sans aucun avantage, d'empêcher le renouvellement facile de l'air. Dans les écoles mixtes, il convient qu'il y ait deux portes d'entrée distinctes, l'une pour les garçons, l'autre pour les filles. Cette disposition est indispensable, ne servirait-elle qu'à mettre les jeunes filles à l'abri des jeux bruyants et tumultueux des garçons. Il serait à désirer que dans toutes les maisons d'école, à chaque porte d'entrée, on installât quelques meubles spéciaux, tels que râcloirs, paillassons, etc., meubles peu coûteux, mais nécessaires à la propreté de la chaussure : la propreté de la salle de classe y gagnerait certainement beaucoup.

Les corridors seront bien éclairés, bien aérés et assez larges pour permettre une circulation facile. L'annexion d'un vestiaire où les enfants pourront suspendre leurs manteaux pendant l'hiver et les jours de pluie, et déposer leurs provisions de la journée, obligés qu'ils sont d'apporter leur nourriture lorsqu'ils habitent des hameaux éloignés, devra compléter la disposition extérieure de la salle de classe dont nous allons maintenant nous occuper.

La salle de classe est la partie la plus importante de la maison d'école : c'est à sa bonne installation que doivent tendre surtout les efforts de l'hygiéniste. Avant tout, la salle de classe doit présenter des dimensions en rapport avec le nombre et les besoins des élèves.

Vous savez, Messieurs, que l'air est indispensable à l'entretien de la vie; vous savez aussi que sa pureté est une des premières conditions nécessaires pour maintenir la santé en bon état. Or, supposez une salle d'école trop petite avec un renouvellement d'air insuffisant, qu'arrivera-t-il? L'air deviendra de plus en plus irrespirable et nuisible à la santé des élèves et des maîtres. A chaque mouvement respiratoire, nous absorbons de l'oxygène et nous expirons de l'acide carbonique et de la vapeur d'eau. Il en résulte que dans une salle d'école trop petite avec une ventilation imparfaite, l'air est modifié dans sa composition : l'oxygène diminue et l'acide carbonique augmente dans une proportion que l'on peut calculer d'une façon mathématique.

Les règlements scolaires évaluent, je crois, à un mètre carré la quantité d'espace qui doit être attribuée à chaque élève pour une salle de quatre mètres de hauteur : ainsi, pour soixante enfants, la salle doit avoir une capacité de deux cent quarante mètres cubes; il lui faut en outre un système de ventilation qui permette à l'air d'être renouvelé constamment. Je crois qu'avec les systèmes imparfaits de ventilation qui existent dans la plupart de nos écoles, ce minimum de quatre mètres cubes d'air par élève est insuffisant et je suis persuadé que les règlements seront modifiés sous ce rapport. La quantité d'air allouée à chaque élève sera augmentée, ou bien un système convenable de ventilation sera rendu obligatoire. Cependant, combien ne rencontre-t-on pas encore de salles d'école qui ne réalisent même pas les exigences des règlements scolaires! Je pourrais vous en signaler dans notre département un assez grand nombre d'exemples. Je connais entre autres, non loin de cette ville, une salle d'école que je pourrais vous citer comme un modèle d'insalubrité, s'il m'est permis de parler ainsi. Elle mesure une longueur de dix mètres sur huit de largeur avec une hauteur de deux mètres à peine. Le nombre des élèves atteint en moyenne le chiffre de soixante-cinq, de telle sorte que chaque élève n'a en partage guère plus que la capacité de deux mètres cubes d'air, la moitié de la quantité exigée par les règlements scolaires! Notez en outre qu'il n'existe dans cette école aucune ventilation autre que celle qui se fait par les fissures de la porte, par les fenêtres en été et par le poële en hiver. Vous voyez dans quelle atmosphère se trouvent plongés le maître et les élèves à la fin de la classe et vous devez comprendre quelle influence fâcheuse doit exercer sur la santé cet air lourd saturé d'une odeur désagréable et malsaine, ce que l'on a appelé à juste titre miasme scolaire. Ce ne sont pas seulement en effet les changements dans la composition et dans la proportion des éléments constitutifs de l'air qui rendent ce dernier insalubre : l'influence pernicieuse de l'atmosphère scolaire dépend aussi de son degré de chaleur, de la présence dans son milieu d'une substance animale, éminemment putrescible, rendue par l'expiration et de matières innombrables, gazeuses ou liquides, qui se trouvent suspendues ou dissoutes dans la vapeur d'eau expirée.

Une autre cause d'altération de l'air, altération mécanique, c'est la quantité effrayante de poussière qui voltige sans cesse dans les salles d'école. Cette poussière provient de plusieurs sources : elle peut être importée par les chaussures malpropres des élèves, chaussures toujours imprégnées des boues de la rue au moment de la rentrée de la classe; d'autre part, le mauvais état des parquets, souvent disjoints et permettant ainsi à la poussière de s'accumuler entre les planches est une des causes les plus puissantes de sa persistance dans les salles de classe. Quand vous pénètrerez dans une maison d'école, observez le trajet que suit un rayon solaire lorsqu'il pénètre dans la salle de classe et vous serez frappés de la prodigieuse quantité de corpuscules ténus qui flottent dans la colonne d'air éclairée par ce rayon. Vous pourrez alors vous faire une idée de l'influence nocive que doit exercer sur les organes respiratoires cette masse de poussière dont une partie pénètre dans les poumons à chaque inspiration.

Il serait facile d'en diminuer la quantité en installant à la porte d'entrée de l'école, comme je l'ai déjà dit, des appareils nécessaires pour que les élèves puissent nettoyer leurs chaussures. En second lieu, pour faire disparaître en partie l'inconvénient qui résulte de la présence dans l'air de ces nombreux corpuscules, il serait indispensable de tenir constamment le parquet de la salle en bon état, de recourir à des balayages quotidiens et de faire pratiquer de temps en temps des lavages à grande eau. Procéder ainsi, ce serait assainir la salle de classe, inspirer aux élèves le goût de la propreté et éloigner d'eux une source de malaises et, quelquefois, de maladies.

Il résulte de l'exposé des faits qui précèdent qu'il importe surtout de renouveler incessamment l'air que les enfants et les maîtres respirent dans les salles d'école. Il s'agit, en effet, non-seulement de disperser l'acide carbonique produit et de remplacer l'oxygène consommé, mais aussi de modérer l'élévation de la température ambiante et d'entraîner à l'extérieur les émanations animales et les poussières qui contribuent à vicier d'une manière si profonde l'air déjà respiré.

Dans les maisons particulières, l'établissement d'un courant d'air à l'aide des portes et des fenêtres, plusieurs fois ouvertes dans la journée, procurent en général une ventilation suffisante; une cheminée ou un poële renouvellent aussi l'air d'une manière certaine et très-efficace. Mais dans les salles d'école de pareils moyens de ventilation sont presque toujours insuffisants ou bien impraticables, et alors on est obligé de recourir à un système de ventilation artificielle. Vous savez, Messieurs, que le problème de la ventilation consiste à maintenir dans des espaces plus ou moins clos, la composition normale de l'air atmosphérique; pour compenser les modifications incessantes que fait subir à ce milieu la respiration de l'homme, il importe que la ventilation soit très-active. Pour des espaces fermés, comme les salles d'école, destinés à recevoir des personnes bien portantes, on a calculé que six mètres cubes d'air neuf par personne et par heure étaient suffisants : quelques auteurs demandent même dix mètres cubes. Vous voyez que ces chiffres sont bien supérieurs à ceux qui sont indiqués par les règlements scolaires.

Dans la plupart de nos écoles, la seule ventilation en usage consiste à ouvrir de temps en temps portes et fenêtres, ce qui présente, surtout en hiver, de graves inconvénients. Dans quelques salles de classe, on trouve des ventilateurs sous forme de petites roues fixées à l'angle d'une vitre. Ce système est défectueux ; il fait beaucoup de bruit et peut distraire les élèves. En principe, pour que l'air introduit soit pur, il faut que l'emplacement de la maison d'école remplisse toutes les conditions de salubrité voulues. Il est nécessaire que dans son entourage, il n'existe aucun gaz nuisible, ni aucune matière susceptible de vicier l'atmosphère.

Dans les écoles des États-Unis, on a adopté différents systèmes pour assurer une introduction et une diffusion constantes et abondantes d'air pur et suffisamment chaud et humide : il serait à désirer que ces systèmes pussent s'introduire chez nous. Celui de ces systèmes qui est le plus répandu consiste en des ouvertures pratiquées dans la salle, ouvertures mises en communication avec un ensemble de canaux dont le nombre et les dimensions varient d'après le nombre des élèves qui fréquentent l'école. Ces canaux sont placés les uns de manière à répandre dans chaque partie de la salle, par minute et par élève, près d'un mètre cube d'air pur, à une température convenable, et les autres de façon à éconduire l'air chargé d'acide carbonique et de tous les autres miasmes nuisibles. Les tuyaux de décharge ont une force d'aspiration suffisante pour expulser l'air vicié et sont disposés, ainsi que les tuyaux à air pur, de telle manière que l'air renouvelé donne autant de chaleur que possible avant de s'altérer et de quitter la salle. Les ouvertures des canaux de décharge sont placées près du plancher afin de favoriser la sortie de l'acide carbonique qui occupe de préférence les couches inférieures et aussi afin que l'air froid qui entre par les portes et les fissures soit également enlevé. Chaque ouverture de conduit à air pur est munie de soupapes et de registres pouvant règler la quantité d'air qui doit passer et qui se trouve ainsi déterminée avant d'être mise en contact avec l'appareil à chauffage. Quant aux canaux de ventilation proprement dits, ceux qui doivent donner issue à l'air chaud, ils fonctionnent par le simple mouvement ascendant de la colonne d'air qui les parcourt. Afin de déterminer une force ascendante suffisante dans ces conduits qui, s'ouvrant dans la salle, montent perpendiculairement jusqu'au point le plus élevé de l'édifice, on place ces derniers à côté de la cheminée ou même dans la cheminée; s'il n'existe qu'un seul de ces canaux, on peut même placer dans son intérieur le conduit de la fumée, du moins dans sa partie supérieure. Dans ce dernier cas, des soupapes automatiques sont disposées dans le canal ventilateur pour empêcher qu'un courant en sens inverse ne chasse la fumée dans la salle de classe. Vous voyez, Messieurs, que les écoles des États-Unis sont, sous le rapport de la ventilation, comme sous beaucoup d'autres rapports hygiéniques, bien mieux favorisées que les nôtres.

Dans les écoles, où pour le chauffage on a adopté le système des poëles ayant leur bouche dans la salle, il est facile d'établir une certaine ventilation en ayant recours à un petit subterfuge que je dois vous indiquer. Il suffit pour cela de faire passer le tuyau de poële au milieu d'une espèce de manchon s'ouvrant d'une part dans la salle, de l'autre à l'extérieur, à l'endroit où le tuyau va déverser la fumée. Lorsque le tuyau sera échauffé par le passage de la fumée, il échauffera à son tour l'air contenu dans le manchon qui l'enveloppe; cet air devenu plus léger s'élèvera dans ce manchon, sortira par son extrémité supérieure et sera remplacé par l'air vicié venu de la salle de classe.

Dans les écoles, où l'on ne peut recourir à ce moyen, en attendant l'installation d'un système rationnel de ventilation, il serait bon d'adopter un appareil simple et peu coûteux qui consisterait, par exemple, à pratiquer au plafond ou à la partie supérieure d'une fenêtre, ainsi que dans la partie inférieure de la salle, une ouverture de 20 centimètres de diamètre environ, ouverture qui serait garnie d'une toile métallique laquelle atténuerait la violence du courant qui s'établirait nécessairement dans cette circonstance : l'ouverture supérieure donnerait issue à l'air chaud. Chacune de ces ouvertures devrait pouvoir se fermer à volonté.

Pour que les fonctions intellectuelles puissent s'exercer librement, il n'est pas seulement nécessaire que l'air soit pur, il faut encore qu'il soit convenablement chauffé. La température d'une salle d'école doit être de 15° à 16° environ : c'est dans une atmosphère pareille que le corps se trouve à l'aise et que les facultés cérébrales peuvent s'exercer librement. Plus élevée, la température énerve l'intelligence et fatigue le corps; plus basse, elle produit un sentiment de froid sous l'influence duquel il est impossible d'avoir le calme d'esprit nécessaire pour l'étude. Un système de chauffage bien entendu, c'est-à-dire un système qui tout en répandant une chaleur agréable dans la salle d'école, y renouvelle constamment l'air, est donc le complément indispensable d'une bonne ventilation.

Le système de chauffage au moyen de poëles est celui qui est le plus généralement en usage chez nous : c'est aussi celui qui mérite d'être choisi de préférence, à la condition, toutefois, que ces poëles soient bien construits et répondent aux exigences de l'hygiène. Les poëles en fonte, que l'on rencontre encore souvent, doivent être bannis d'une façon absolue des salles d'école. Ils ont plusieurs inconvénients, d'abord celui de chauffer trop vite et de se refroidir avec la même rapidité, de sorte qu'on est obligé d'entretenir constamment le feu. Ils en ont un second plus grave, celui d'absorber rapidement l'humidité de l'air de la salle : il en résulte que le maître et les élèves ne tardent pas, dans ces conditions, à souffrir de maux de tête, d'oppression, de palpitations de cœur.

Les poëles des salles d'école devraient toujours être construits en terre cuite, ou du moins garnis de terre glaise ou de briques, etc., matériaux qui, une fois chauffés, conservent longtemps la chaleur et la répandent d'une manière plus uniforme : les poëles dits en faïence remplissent ces conditions. Les dimensions du poële doivent autant que possible être en rapport avec la grandeur de la salle. Si le poële est grand, il suffit de le chauffer modérément pour obtenir une chaleur convenable; s'il est trop petit, il faudra le chauffer davantage et alors il peut arriver que les enfants placés trop près de lui soient incommodés par les rayons calorifiques : dans ce cas, il est nécessaire de les protéger au moyen d'écrans contre la chaleur.

Vous devrez veiller, Messieurs, à ce que le poële de votre salle d'école ne soit pas placé sur un socle élevé, comme cela se fait presque partout. Il y a là un inconvénient dont vous pourrez vous-mêmes vous rendre compte facilement : c'est que dans ce cas les couches inférieurs de l'air sont beaucoup plus froides que les couches élevées. La conséquence d'une pareille disposition serait d'exposer le maître et les élèves à souffrir de maux de tête et à ne pouvoir se réchauffer les pieds : le sang qui devrait circuler dans les extrémités serait alors refoulé vers les organes intérieurs et notamment vers le cerveau.

Je vous ai déjà parlé des écoles des États-Unis : c'est-là qu'il faut aller pour trouver dans les salles de classe le confort que l'on devrait pouvoir rencontrer partout. Pour le chauffage, on se sert de systèmes combinés de manière à remplir, au moyen d'un appareil très-simple, le double rôle de calorifère et de ventilateur. Voici, en deux mots, en quoi consiste un des plus simples de ces systèmes. Supposez une salle d'école : sous le plancher se trouve un petit conduit qui communique avec l'extérieur et qui a pour but d'amener constamment de l'air frais sous le poële placé au milieu de la pièce. Cet air circule entre le poële et un manchon qui entoure ce dernier et qui est ouvert à sa partie supérieure. L'air frais, après s'être réchauffé dans son parcours entre le poële et le manchon, se répand dans les couches supérieures de la salle et met constamment en mouvement l'air vicié qui s'y trouve. Cet air vicié est entraîné par le courant qui s'établit entre le canal existant sous le poële et une ouverture pratiquée dans la partie supérieure ou inférieure d'une des parois de la salle. Cette ouverture qui se ferme à volonté déverse l'air à l'extérieur au moyen d'un canal en bois. Tel est ce système très-simple que je soumets à votre attention.

Si j'insiste autant sur les détails relatifs au chauffage et à la ventilation dans les salles d'école, c'est qu'il est démontré, Messieurs, qu'un air pur et chauffé convenablement est non-seulement nécessaire à l'entretien des forces physiques, mais encore indispensable, ainsi que je l'ai déjà dit, à l'exercice des fonctions intellectuelles. Un thermomètre doit être placé en permanence dans la salle de classe, afin que l'instituteur puisse à tout moment se rendre compte des oscillations de la température et en même temps chercher à maintenir cette dernière à un degré à peu près constant.

Il me reste une dernière question à examiner pour compléter l'étude de la salle d'école, c'est celle de l'éclairage, dont l'influence sur la santé des élèves ne saurait être douteuse. La salle de classe doit être bien éclairée au moyen de fenêtres larges, nombreuses, occupant au moins le tiers de la hauteur de l'appartement et descendant assez bas, pour que quand on les ouvre le renouvellement de l'air puisse s'opérer rapidement et dans toutes les couches de l'atmosphère. J'ai été frappé souvent de voir des maisons d'école avec des fenêtres petites, étroites, des demi-fenêtres en un mot, placées sur le tiers le plus élevé des parois de la salle de classe. C'est là une disposition architecturale qui n'a aucun avantage et qui présente deux inconvénients fâcheux. Le premier, c'est de s'opposer au renouvellement facile de l'air et à l'expulsion de l'acide carbonique qui est contenu dans la salle et qui, vous le savez, en vertu de son poids spécifique a de la tendance à occuper les parties les plus déclives de l'atmosphère. Le second, c'est qu'avec une pareille disposition, il est impossible d'obtenir une lumière franche, nette, qui permette toujours aux élèves de travailler sans fatigue pour la vue

La distribution de la lumière devrait toujours être faite de façon à n'arriver jamais en face ni par derrière. Dans le premier cas, les élèves sont éblouis et de nombreuses affections oculaires et palpébrales peuvent être le résultat de l'action prolongée de la lumière ainsi distribuée : dans le second cas, les élèves travaillent dans l'obscurité. Les salles éclairées de deux côtés opposés et que l'on rencontre assez souvent ont de grands inconvénients, car le croisement des rayons lumineux éblouit presque toujours : il serait préférable que les fenêtres fussent situées sur le côté gauche. La couleur des parois de la salle d'école n'est pas indifférente ; cette couleur peut être verte, bleue ou grise. Il faut choisir autant que possible une teinte claire, car une teinte foncée affaiblirait la lumière. Mais on doit éviter une couleur tout-à-fait blanche; l'éblouissement produit par cette teinte peut en effet fatiguer la vue chez les enfants faibles et anémiques.

Il me resterait à vous parler de l'éclairage artificel employé dans les écoles du soir, mais je n'insiste pas sur ce point. Les progrès de l'industrie en permettant d'utiliser certains produits purs de tout mélange, tels que l'essence de pétrole, pour l'éclairage artificiel, ont résolu le problème à trancher dans cette circonstance. Il est nécessaire seulement que la flamme de la lampe à pétrole soit munie d'un appareil destiné à garantir la vue contre l'intensité de la lumière qu'elle produit : elle doit être entourée d'un globe de verre opaque ou laiteux.

J'aurais fini, Messieurs, ce que j'avais à vous indiquer ayant trait à l'hygiène générale d'une maison d'école, si je n'avais encore à vous dire un mot de deux annexes indispensables d'un pareil établissement, je veux parler de la cour et des lieux d'aisances.

Dans toutes les écoles, il faut une cour spacieuse dans laquelle les élèves, pendant les récréations, puissent courir en liberté. Comme cette cour doit aussi être utilisée pendant les mauvais temps, il est important qu'une portion soit couverte, assez étendue pour que les élèves se livrent facilement à leurs jeux, tout en étant à l'abri de la pluie et des intempéries. Il serait nécessaire que le sol de cette dernière portion fut recouvert de dalles ou de bitume, plutôt que d'un plancher : le nettoyage en serait plus facile et on éviterait ainsi l'humidité et les flots de poussière que les enfants en jouant feraient inévitablement sortir d'un plancher en bois mal soigné.

Dans la plupart de nos bâtiments d'école, l'installation des lieux d'aisances laisse beaucoup à désirer ; ils sont, en général, mal construits et peu faits pour inspirer aux élèves des habitudes de propreté et de décence. Le plus souvent, s'ils se trouvent dans le bâtiment même, ils sont étroits et difficiles à tenir propres. Ils exhalent une odeur désagréable, qui se répand souvent jusque dans la salle de classe. Quelquefois ils sont dans le voisinage immédiat de cette dernière, séparés seulement par une porte fermant fort mal. Quand ils sont séparés de la maison d'école, d'autres inconvénients se présentent, et les enfants peuvent, en hiver, par exemple, compromettre gravement leur santé, lorsqu'au sortir d'une chambre chaude, ils se trouvent soudain au contact de l'atmosphère glaciale de la cour.

On ne saurait apporter trop d'attention à l'emplacement et à l'arrangement des lieux d'aisances. Les architectes chargés de construire les maisons d'école devraient veiller à ce qu'ils soient commodes, faciles à tenir propres, assez vastes, et construits de façon à ne répandre aucune odeur.

Si on les maintient dans la maison d'école, ils doivent être placés dans un endroit isolé, être complètement séparés du corridor par un mur épais et avoir des portes doubles. Si on leur assigne une place séparée de l'édifice, on doit les faire communiquer avec ce dernier au moyen d'un couloir couvert et fermé, afin que les élèves n'aient pas à subir de changements brusques de température : Mais, quel que soit l'emplacement des lieux d'aisances, ils devront occuper une situation telle que la surveillance puisse facilement s'y exercer.

Il serait à désirer qu'un système de ventilation fût introduit dans les cabinets, et, en tous cas, les fenêtres devront servir de ventilateurs. Le parquet sera construit avec des matériaux, tels que l'asphalte, l'ardoise, etc., et non pas en bois qui s'imbibe trop facilement. Il y a encore beaucoup d'autres détails sur lesquels l'attention de l'architecte doit être dirigée; mais vous comprenez que je ne puis pas insister ici sur toutes les questions accessoires qui se rattachent à la bonne installation hygiénique de cet annexe nécessaire de toute maison d'école.

Je viens de vous exposer rapidement, Messieurs, les conditions hygiéniques que l'on doit rechercher dans la construction d'une maison d'école. J'ai passé en revue l'exposition, l'orientation de l'établissement, la ventilation, le chauffage et l'éclairage de la salle de classe. Pour compléter ce que j'ai à vous dire, il me reste à vous parler du matériel scolaire, de l'hygiène des élèves et de l'hygiène des maîtres. Ce sera-là l'objet de notre prochain entretien.

II

MESSIEURS,

Dans quelques mois, vous serez instituteurs et comme tels vous ne tarderez pas à être placés au milieu de populations près desquelles vous jouirez de la légitime influence que vous donneront les connaissances que vous aurez acquises. Cette influence, vous aurez souvent occasion d'en user auprès des administrateurs de votre commune et de chercher à la mettre à profit pour obtenir des améliorations dans la disposition et l'aménagement intérieur de votre salle de classe. Vous devez vous attendre, en effet, à rencontrer dans la plupart des maisons d'école de notre département bien des choses défectueuses qu'il vous faudra tenter de modifier. Tout d'abord, votre attention se portera sur l'ameublement que vous trouverez presque toujours imparfait et peu en rapport avec les exigences de l'enseignement et la santé des élèves.

Une des premières conditions que vous devrez chercher à réaliser, condition considérée avec juste raison, comme indispensable au succès de l'enseignement primaire, c'est une bonne discipline, c'est une tenue correcte des élèves pendant la classe. Or, dans l'état où se trouvent actuellement la plupart des maisons d'école dans notre département, la réalisation de cette condition me semble très-difficile, pour ne pas dire impossible. Quand vous pénètrerez dans une salle de classe pendant la leçon, observez la physionomie générale de l'école et tout d'abord vous serez frappés, comme je l'ai été moi-même, de la grande variété d'attitude des élèves. Vous verrez les uns inclinés sur leurs bancs, d'autres affaissés sur eux-mêmes, la plupart avec les coudes sur la table et la tête soutenue par les mains. Si vous interrogez les maîtres, ils vous répondront que, malgré leurs exhortations, malgré leurs réprimandes, ils ne peuvent parvenir à faire disparaître complètement ces attitudes incorrectes. Il ne faudra pas vous étonner de les entendre tenir un tel langage; vous le tiendrez vous-mêmes bientôt à votre tour, et vous n'accuserez pas l'indiscipline de vos élèves car vous reconnaîtrez bien vite que les attitudes diverses qu'ils prennent tour à tour ne sont que le résultat de la fatigue qu'ils éprouvent.

Si vous examinez attentivement, d'une part, la situation des élèves qui restent pendant toute la durée de la classe dans une position assise et privée d'appui, et, d'autre part, le peu de rapport qui existe entre la taille des élèves et les dimensions des tables et des bancs, vous vous expliquerez aisément les causes de cette fatigue. Quand on est assis, vous savez tous qu'on ne repose qu'à moitié : le tronc est fixé dans la position verticale par les muscles du dos et la tête est soutenue par ceux de la nuque; pour que l'équilibre puisse se maintenir longtemps ainsi, l'effort musculaire doit être considérable et d'autant plus grand qu'on est assis sur un banc sans dossier. Mais, qu'arrive-t-il alors? C'est qu'au bout d'un certain temps, les muscles contractés éprouvent de la fatigue et se relâchent; dès lors, le tronc sans appui s'incline en avant, la tête se penche sur les épaules et toutes les attitudes auxquelles j'ai fait allusion peuvent se produire. Un homme adulte, assis dans de semblables conditions ne pourrait supporter longtemps la fatigue sans changer de position; comment voulez-vous qu'un enfant puisse y résister?

Le plus souvent, les tables et les bancs de nos salles d'école sont construits d'une façon très-défectueuse : ou bien les bancs sont trop élevés, ou bien la distance entre les tables et les bancs est trop grande, ou bien enfin, la hauteur des tables n'est pas en rapport avec celle des bancs; quelquefois même vous pourrez rencontrer la réunion de ces trois mauvaises conditions. D'une manière générale, pour être bien assis, il faut que les bancs soient assez élevés pour que, dans cette position, les pieds reposent à plat sur le sol, la jambe faisant un angle droit avec la cuisse : or, ce n'est pas là ce qui existe le plus ordinairement. Comme les tables et leurs bancs sont construits dans chaque école d'après un modèle uniforme, il arrive qu'un grand nombre d'écoliers, les plus petits, pour atteindre le sol avec leurs pieds, sont obligés de se tenir presque debout, les cuisses appuyées sur l'angle saillant du banc : une pression sur les nerfs et les vaisseaux des membres inférieurs, pression qui devient bientôt douloureuse, est le résultat d'une telle position. Si au contraire les enfants veulent se tenir assis sur toute la largeur du banc, leurs jambes restent suspendues et ne tardent pas à s'engourdir : c'est pour éviter cet engourdissement que les élèves assis de cette façon font exécuter à leurs jambes ce mouvement de balancier que vous avez certainement remarqué et qui est si souvent pour eux une cause de punition. Pour remédier à ces derniers inconvénients on a bien établi des traverses qui sont fixées aux tables de manière à ce que les écoliers puissent y placer leurs pieds; mais, outre que ces traverses sont susceptibles de faire du bruit, elles sont quelquefois trop hautes pour les enfants les plus âgés, qui sont alors obligés d'étendre leurs jambes au-dessus de cette barre inutile et gênante pour eux.

Si la distance entre les tables et les bancs est trop grande, ou bien les élèves sont forcés de s'asseoir sur les bords du banc et alors ils sont exposés aux inconvénients dont j'ai déjà parlé, ou bien s'ils sont assis sur le milieu du banc, ils sont obligés de se pencher sur la table de telle façon que l'angle de cette dernière exerce une pression pénible sur la partie antérieure du tronc. Cette dernière attitude a encore pour conséquence d'empêcher la poitrine de se dilater convenablement et par suite de gêner le jeu de la respiration.

Pour que les élèves soient commodément assis et puissent écrire et travailler sans fatigue, il faut encore que la hauteur des tables soit en rapport avec celle des bancs. Malheureusement, ce n'est pas ce qui existe dans beaucoup de nos écoles, où il est rare de rencontrer un élève qui soit placé à une table de hauteur convenable : souvent cela tient à ce que les proportions des tables sont mauvaises; d'autres fois, c'est la hauteur du banc qui n'est pas en rapport avec celle de la table.

On ne s'occupe pas assez, en général, du mobilier scolaire dont souvent la construction est confiée au premier menuisier venu, sans qu'on lui fournisse aucune des indications nécessaires. La question de l'ameublement dans les salles de classe est cependant très-importante non seulement au point de vue de l'enseignement, mais encore au point de vue de la santé des élèves. Outre les inconvénients que je vous ai déjà signalés, l'existence de tables mal construites, trop élevées ou trop basses, peut en effet déterminer des troubles de la vue, parmi lesquels je dois vous indiquer la myopie, aujourd'hui si répandue parmi les enfants qui fréquentent les écoles. Une autre affection beaucoup plus grave, due aux dimensions irrationnelles des tables et à la présence de bancs sans dossiers, est la déviation de la colonne vertébrale qui peut se produire lorsque la table est trop haute pour la taille de l'élève. Je ne veux pas ici vous expliquer le mécanisme par lequel se forment ces déviations ; il me suffit de vous dire qu'elles existent. Bientôt, du reste, vous pourrez malheureusement vous convaincre de leur production et, pour ma part, j'ai eu plusieurs fois, comme médecin, occasion de les rencontrer survenues sous l'influence des causes que je viens de vous faire connaître.

Il résulte de tout ce que je viens de vous dire de l'état actuel de l'ameublement de nos salles d'écoles qu'il importe de modifier cet ameublement, pour qu'il puisse répondre aux besoins de l'enseignement et aux exigences de l'hygiène. Ce qu'il y aurait de mieux à faire pour atteindre ce résultat, ce serait de mettre en pratique le système adopté dans les écoles des États-Unis, écoles auxquelles j'ai déjà fait allusion plusieurs fois pour vous signaler la supériorité qu'elles ont sur les nôtres au point de vue de l'hygiène. Ce système consiste à placer les élèves, non d'après leur capacité, mais suivant leur taille à des tables de hauteurs différentes. En adoptant cette pratique, les élèves se trouveront, il est vrai, mélangés ; mais qu'importe ? pourvu que la surveillance soit active, les mauvais élèves ne pourront que profiter du voisinage de camarades laborieux. Il sera toujours facile, du reste, de conserver le rang des élèves d'après leur mérite en les inscrivant sur un tableau d'honneur qui sera suspendu dans la classe.

La première condition à réaliser pour donner aux tables et aux bancs des dimensions convenables, en rapport avec la taille variable des élèves, c'est de supprimer les longues tables et de les transformer en plusieurs petites. Les longues tables ont un premier inconvénient, c'est de ne présenter qu'une seule hauteur pour huit ou dix élèves; elles en ont un second, c'est de prendre beaucoup de place, parce qu'on est obligé de ménager un couloir entre chacune d'elles.

Les petites tables ne seront faites que pour deux élèves : leur hauteur, ainsi que celle des bancs, doit varier nécessairement avec la taille des enfants. Pour qu'elles puissent être construites convenablement, il est nécessaire de connaître les moyennes de la taille des élèves à différents âges et de calculer, d'après ces moyennes, les rapports qui doivent exister entre ces tables et leurs bancs. Elles seront placées dans la salle de classe de telle facon qu'entre chaque rangée de table, il y ait un passage libre qui permette à l'instituteur de pouvoir arriver aisément auprès de chaque élève. Les bancs seront munis de dossiers.

Ce système a donné les meilleurs résultats en Amérique, et il est aujourd'hui mis en pratique dans les écoles de la Suisse et de la Hollande. L'expérience a démontré que les bancs à dossiers sont fort appréciés des élèves, qui, se trouvant ainsi plus à l'aise, sont moins remuants et écoutent le maître avec plus d'attention.

Je ne veux pas terminer ce qui est relatif à l'ameublement des salles d'écoles, sans dire un mot des tables et des sièges des instituteurs. Il est nécessaire que le maître soit placé sur une estrade, afin qu'il puisse surveiller facilement tous les enfants de la classe. Dans un grand nombre de maisons d'école de notre département, le bureau de l'instituteur laisse beaucoup à désirer; il ne consiste souvent qu'en une mauvaise table à ais disjoints, et le maître n'a quelquefois pour s'asseoir qu'un méchant tabouret. En Amérique et en Suisse, au contraire, les administrations apportent le plus grand soin dans le choix des bureaux et des sièges des instituteurs, bureaux et siéges qui réunissent toujours des conditions de confort en rapport avec les besoins du maître et susceptibles d'inspirer le respect aux élèves.

Je viens de vous indiquer rapidement, Messieurs, les réformes qu'il serait nécessaire d'entreprendre pour améliorer notre ameublement scolaire; mais, il ne faut pas vous le dissimuler, ces réformes ne seront pas l'œuvre d'un jour, car, pour arriver à les obtenir, il vous faudra non-seulement lutter contre l'esprit de routine, mais encore contre un obstacle bien plus sérieux, la pénurie des ressources des communes. Espérons, cependant, que le fonctionnement d'une Caisse des Écoles, dont l'idée est due à l'initiative d'un Ministre libéral et sincèrement ami du progrès de l'Instruction primaire, ne tardera pas à lever toutes les difficultés budgétaires et à fournir aux communes la possibilité de satisfaire, à la fois, aux exigences inséparables de l'hygiène et de l'Enseignement primaire.

J'arrive, maintenant, à vous parler de l'enfant considéré comme élève.

Lorsque l'enfant a acquis sa cinquième ou sa sixième année, il est apte à venir en classe; c'est en effet à cet âge qu'il vous sera confié le plus ordinairement. L'envoyer plus tôt à l'école serait un tort, car son développement intellectuel pourrait alors nuire à son développement physique et il importe, au contraire, qu'il y ait entre les deux un équilibre parfait. A ce moment, commencera pour vous, Messieurs, une mission délicate : il vous faudra à la fois chercher à cultiver l'intelligence de l'enfant et vous occuper de sa santé d'abord dans son intérêt, puis et surtout dans l'intérêt de ses petits camarades. A cette période de la vie, en même temps que les qualités morales et les facultés intellectuelles se développent les forces physiques : il vous est dès lors facile de comprendre quelle influence peuvent exercer sur la santé du jeune enfant qui doit fréquenter votre école et le milieu dans lequel il est appelé à vivre et les soins dont vous l'entourerez. C'est pour celà que les écoles sont soumises sans cesse, d'une façon toute spéciale, à une surveillance pleine de sollicitude plus encore que les établissements où les hommes se réunissent pour travailler en commun.

Lorsqu'un père de famille vous amènera son enfant pour la première fois, avant de le compter au nombre de vos élèves, vous devrez avoir la certitude qu'il a été vacciné : c'est-là une obligation que vous impose l'Université, en mère prévoyante. La vaccination, vous le savez, met à l'abri de la contagion de la petite vérole; je n'insisterai donc pas sur son importance, facile à comprendre. Quand un enfant vous présentera un certificat de médecin, constatant qu'il a été vacciné, vous devrez l'accepter dans votre école; mais, ce certificat, il ne vous l'apportera pas toujours. Vous pourrez néanmoins admettre l'enfant si, après l'avoir examiné, vous avez constaté qu'il porte sur les bras de petites cicatrices, analogues à celles que vous portez vous-mêmes et qui sont caractérisées par de petites taches blanchâtres, gauffrées, situées à une égale distance les unes des autres : de telles taches ne peuvent avoir été produites que par le vaccin. Cette admission ne sera que provisoire, bien entendu, et, avant de la rendre définitive, vous exigerez des parents de l'enfant qu'ils se procurent un certificat médical, lequel devra vous être remis. — A propos de la vaccination, je ne dois pas oublier de vous faire une recommandation importante : c'est d'engager vos élèves à se faire revacciner. Il est aujourd'hui démontré, en effet, que la vertu préservatrice du vaccin diminue chaque année à mesure qu'on s'éloigne du moment où on a été vacciné et se trouve souvent complètement épuisée au bout de huit ou dix ans. Vous ferez donc bien de répéter cela à vos élèves afin qu'ils puissent se mettre en garde contre une des maladies épidémiques les plus redoutables.

L'enfant est définitivement admis à l'école : dès lors, il doit être soumis aux mêmes règles que ses petits condisciples. Tous les matins, en entrant en classe, votre premier soin sera de faire une inspection générale de vos élèves. D'une manière absolue, vous devrez exiger d'eux une propreté excessive de la tête, du cou, de la face et des mains. Pour arriver à obtenir ce résultat, vous ne les recevrez à l'école que s'ils se présentent avec les cheveux coupés courts, et vous leur recommanderez expressément de faire matin et soir des ablutions de ces trois dernières parties du corps. Vous adresserez publiquement des reproches aux enfants malpropres afin que les parents sachent bien que l'école communale est un lieu qu'il faut respecter et où l'on n'est pas reçu sans avoir pris les soins que l'hygiène et les convenances commandent. Vous veillerez à ce que vos élèves soient vêtus, autant que faire se pourra, d'une manière décente et n'arrivent pas en classe avec des habits sales ou déchirés. En agissant ainsi, en même temps que vous leur inspirerez le respect de l'école, vous travaillerez à l'amélioration de leur santé et vous leur ferez prendre des habitudes d'ordre et de propreté qu'ils conserveront et que plus tard ils vous sauront gré de leur avoir inculquées.

Je n'ai pas à m'occuper ici, devant vous, de l'emploi du temps auquel l'instituteur doit se conformer. D'une manière générale, vous ne devrez demander aux enfants que ce que leurs forces peuvent accomplir sans danger pour leur santé. A ce dernier point de vue, du reste, le règlement des écoles vous indiquera quelle est la durée de la journée scolaire, celle des classes, et celle des intervalles de repos. Je veux vous dire un mot cependant de la tenue générale de classe, au point de vue de la santé corporelle des élèves. En commençant cette conférence, je vous ai parlé des attitudes, diverses que prennent les élèves pendant la leçon et je vous ai montré que ces attitudes, susceptibles de provoquer le développement de vices de conformation, étaient dues à un ameublement défectueux. En dehors de ces attitudes, occasionnées par la fatigue, prises et quittées tour à tour, l'enfant par sa nature ne peut rester longtemps immobile. Il est actif, il faut le laisser agir, car cette activité est la condition essentielle de son développement physiologique. C'est pour cela qu'il ne faudra pas astreindre vos élèves à une immobilité trop prolongée :

dans ce but, vous devrez varier les travaux le plus possible de telle façon qu'après une occupation d'une certaine durée, d'une heure environ, il y ait un exercice, une promenade autour de la salle, par exemple, qui coupe la classe et délasse l'esprit en même temps que le corps de l'enfant.

Bien que je ne veuille pas vous conseiller de laisser des conversations s'établir entre les élèves pendant la classe, il faut que je vous dise, cependant, que vous ne devrez pas leur imposer un silence trop prolongé dont leur respiration aurait à souffrir. Les muscles de la poitrine ont, du reste, besoin d'exercice, comme les autres muscles; ce qui vous le prouve, c'est qu'à la sortie de la classe, ainsi que vous avez pu vous en convaincre, les enfants, obéissant au besoin instinctif de respirer largement, poussent des cris désordonnés qui leur permettent de mettre en jeu tous les muscles qui favorisent l'acte respiratoire. Vous pourrez aisément supprimer les inconvénients qui résultent d'un silence prolongé, en faisant accompagner de chants la promenade qui sera exécutée entre deux exercices : de cette façon tous les muscles du corps seront mis en mouvement, aussi bien ceux de la poitrine que ceux des jambes.

Un mot sur les punitions. Les règlements scolaires prohibent d'une façon absolue les peines corporelles : vous devez comprendre les conséquences fâcheuses qui pouvaient résulter des punitions autrefois en usage dans l'école et qui donnaient à cette dernière quelques-unes des apparences d'une maison de correction. La férule du maître a heureusement disparu, et ce serait la faire revivre sous une autre forme que de condamner des enfants à se tenir debout ou à genoux pendant un temps même assez court. Il est un autre genre de punitions que je vous engage à éviter : vous ne surchargerez pas, comme le font encore beaucoup d'instituteurs, les enfants d'écritures, de copies, qui obligent ces derniers à prolonger souvent le travail dans la nuit et peuvent ainsi devenir pour eux une cause de myopie. Les punitions morales, celles qui s'adressent à l'intelligence sont les seules qui vous soient permises ; ce sont aussi les meilleures. Sans influence mauvaise sur la santé, elles laissent intact aux élèves le sentiment de leur dignité et ne diminuent en rien leur respect pour l'école et leur attachement pour le maître qui sait tout à la fois se montrer bon, juste et sévère.

Pendant les récréations, vous devrez exercer

une surveillance active sur tous vos élèves. Vous proscrirez de leurs jeux tous les exercices dangereux ou susceptibles de le devenir. Les barres, la balle sont des jeux excellents que je vous engage à leur conseiller et à imposer même, comme punition, s'ils sont répréhensibles, à ceux de vos écoliers qui plus chétifs ou plus faibles préféreront les jeux calmes, les billes, par exemple. Un jardin est presque toujours attenant à la maison d'école : vous en profiterez pour donner aux élèves quelques notions d'horticulture et les habituer à un travail manuel qui offre une grande variété d'exercices applicables aux forces, aux aptitudes et aux goûts de l'enfant.

On conseille beaucoup l'usage de la gymnastique dans les écoles. Dans les grandes villes, l'établissement de gymnases est utile, je dirai même nécessaire ; mais dans nos campagnes, cette nécessité est loin de se faire sentir, et à ce sujet, je vous demande la permission de vous donner lecture de la page suivante qui rend ma pensée mieux que je ne pourrais le faire :

« Combien je préfère, dit un savant hygiéniste, à tous ces exercices de commande, ceux que prennent en toute liberté vos écoliers de la campagne, qui savent toujours choisir le chemin le plus long pour se rendre à l'école, qui ne reculent pas devant une haie ou un fossé à franchir et qui grimpent aux arbres ou s'arrêtent pour faire une pleine-eau dans la rivière voisine! Voilà de la bonne, de la vraie et saine gymnastique, de celle qui peut être définie l'art de ne pas entraver les mouvements naturels; celle-là donne la force, la vigueur et la santé; tout au plus est-il nécessaire de diriger ceux qui s'y livrent, de façon à leur donner en même temps l'adresse, laquelle est, comme je vous le disais, l'emploi économique de la force. Cette adresse, vous pouvez facilement la faire acquérir à vos élèves en dirigeant leurs jeux pendant les récréations; la balle est de tous les jeux celui qui convient le mieux pour cela; il exige de l'agilité, du coup-d'œil et de la précision dans les mouvements; les barres constituent aussi un jeu excellent pour le développement des forces musculaires d'un enfant. Enfin, l'équitation, la natation et la participation aux travaux agricoles sont des exercices qui manquent rarement aux élèves de vos écoles et qui doivent suffire pour favoriser le développement régulier de leurs forces musculaires. Il n'y aurait aucun avantage, et il y aurait certainement inconvénient, à exiger davantage d'eux, sous forme de leçons de gymnastique, même en admettant que vous puissiez avoir la facilité de leur en faire donner. Vous ne devez pas oublier que, chez les enfants surtout, les exercices musculaires ne doivent jamais être poussés jusqu'à la fatigue, et vous atteindriez facilement cette limite avec des enfants qui, sans être complètement exempts des travaux de la ferme, font souvent trois ou quatre kilomètres à pied, pour venir à l'école (1). »

A ces lignes, qui ne sont que la reproduction des paroles prononcées par un Maître autorisé dans une conférence faite aux Instituteurs délégués à l'Exposition en 1869, je n'ai rien à ajouter et je me trouve ainsi dispensé d'entrer dans de plus longs détails sur la gymnastique des écoles primaires. Je dois dire cependant qu'un exercice qu'il me paraîtrait rationnel d'introduire dans les écoles de nos campagnes, c'est le maniement du fusil. Aujourd'hui que tout le monde est soldat, il n'y aurait aucun inconvénient, ce me semble, et il y aurait certainement avantage à habituer les enfants des écoles à un exercice susceptible à la fois d'accroître les forces musculaires et de développer l'adresse en donnant de la précision aux mouvements.

(1) *Notions d'hygiène à l'usage des Instituteurs primaires*, par le Dr T. Gallard, médecin de la Pitié.

Je n'ai point l'intention, Messieurs, de vous faire un cours de médecine, qui du reste serait ici fort déplacé. Je crois devoir cependant vous donner quelques indications sommaires sur certaines particularités pathologiques en présence desquelles vous aurez certainement occasion de vous trouver souvent; et tout d'abord je veux vous dire un mot des maladies contagieuses. Je ne vous parlerai pas des fièvres éruptives qui ne doivent pas vous inquiéter, car l'enfant qui en sera atteint se trouvera forcément éloigné de l'école. D'une manière générale, lorsque vous observerez chez un élève de la tristesse, de l'abattement; lorsque vous verrez ses yeux cernés, ses traits tirés, sa figure pâle; lorsque vous le trouverez morne et taciturne, indifférent aux jeux; quand, en touchant sa main, vous constaterez qu'il a la peau chaude et que les battements de son pouls sont rapides et tumultueux, vous n'attendrez pas et vous le ferez conduire de suite chez ses parents pour qu'il puisse recevoir les soins exigés par sa situation.

Lorsque un de vos élèves aura été atteint de petite vérole, de rougeole ou de scarlatine, avant de lui rouvrir les portes de l'école, vous devrez exiger des parents qu'ils le gardent chez eux au moins un mois après sa guérison bien établie. Je vous fais cette recommandation parce qu'il est démontré que si la transmission de ces maladies se fait pendant toutes leurs périodes, elle a lieu souvent pendant la dernière, au moment où la peau se dépouille.

La petite vérole et les autres fièvres éruptives ne sont pas les seules affections dont vous ayez à redouter la transmission. Les enfants sont sujets à bien d'autres maladies contagieuses et parmi elles, celles qui frapperont le plus votre attention, ce sont les affections de la peau. Lorsque vous verrez un élève atteint d'une maladie quelconque de la peau et particulièrement du cuir chevelu, provoquez immédiatement la visite de cet enfant par un médecin. Si on vous apporte un certificat constatant que la maladie n'est pas contagieuse, c'est alors seulement que vous pourrez garder l'élève avec la certitude de ne pas compromettre la santé de ses camarades. Il ne suffit pas cependant qu'une maladie soit déclarée non contagieuse pour que celui qui en est affecté puisse continuer à fréquenter l'école. Il y a des maux qui sans être susceptibles de se transmettre peuvent être une cause de dégoût pour les autres élèves : vous devrez alors engager les parents à garder chez eux l'enfant malade jusqu'à sa guérison, car si vous n'agissiez pas ainsi, vous pourriez éloigner de l'école plusieurs de ses petits condisciples.

Il vous arrivera certainement souvent de voir un de vos élèves pris tout d'un coup d'accès de toux sèche, précipitée et consistant en une série d'expirations courtes, saccadées, au milieu desquelles surviendra une grande inspiration qui se fera bruyamment en produisant un sifflement particulier. Pendant cet accès, la figure de l'enfant deviendra violacée, ses yeux seront brillants et humides, sa physionomie exprimera une anxiété profonde. Après le sifflement dont je viens de parler, l'enfant rendra par la bouche une certaine quantité de crachats filants, puis le calme se fera. Quand vous vous apercevrez de l'existence des symptômes que je viens de vous indiquer chez un de vos élèves, il faudra vous empresser de l'éloigner de l'école, car vous aurez devant vous un enfant atteint de coqueluche, maladie très-contagieuse.

Une autre affection qui sévit sur les enfants et contre laquelle je veux vous mettre en garde, c'est le croup : il peut arriver que vous assistiez à son éclosion, et en deux mots je veux vous dire en quoi consistent ses premières manifestations. Lorsque vous verrez un de vos élèves avec une figure triste et abattue, si vous constatez qu'il a une toux rauque, s'il se plaint d'avoir mal à la gorge, si, surtout, en examinant le fond de sa bouche, vous apercevez sur les amygdales de petites pellicules d'un blanc grisâtre, n'attendez pas et hâtez-vous de le faire conduire dans sa famille, car vous serez tout au moins en présence d'une angine couenneuse, affection grave et éminemment susceptible de se transmettre.

Pendant les récréations, vous serez souvent témoins d'accidents plus ou moins sérieux dont vos élèves seront les victimes. Un enfant tombe, il se fait une plaie, le sang s'écoule, quelle conduite devrez-vous tenir? Le plus souvent les contusions ne nécessitent d'autre traitement que des applications d'eau froide; si la contusion a lieu à la tête, au front, il se produit une extravasation de sang qui donne lieu assez rapidement à une bosse plus ou moins volumineuse. A la campagne, j'ai vu quelquefois des commères appliquer sur cette tuméfaction une pièce de monnaie en appuyant fortement. Vous vous opposerez à la mise en pratique de ce procédé barbare, qui est très-douloureux, sans présenter aucun avantage : des compresses d'eau froide suffiront pour faire disparaître cette tuméfaction.

Lorsqu'il existera une plaie, vous commencerez par la laver avec soin et à la débarrasser ainsi de toutes les matières étrangères qui se trouvent sur ses bords. Après l'avoir bien nettoyée et essuyée, si elle est béante et étendue, vous maintiendrez les bords en contact avec une bande de sparadrap ou de taffetas d'Angleterre : si le sang s'écoule, vous appliquerez des linges imbibés d'eau froide. Mais si la plaie semble profonde, si l'hémorrhagie est considérable, tout en ayant recours aux petits moyens que je viens d'indiquer, vous ferez prévenir les parents de l'enfant, qui appelleront le médecin.

Je viens de prononcer de mot d'hémorrhagie et à ce propos je dois vous parler de l'hémorrhagie nasale ou saignement de nez, qui toutefois ne devra attirer votre attention que si la perte de sang est abondante. Vous l'arrêterez en appliquant sur le front des compresses d'eau froide et en faisant aspirer de l'eau fraîche additionnée de vinaigre. Quelquefois il suffit de tenir élevé le bras du côté correspondant à la narine par lequel se fait l'hémorrhagie pour que celle-ci s'arrête : vous pourrez toujours recourir à ce moyen très-simple quoique vous deviez vous attendre à le voir échouer souvent.

Je ne vous parlerai ni des entorses, ni des

luxations, ni des fractures, ni de quelques autres accidents que vous pourrez observer chez vos élèves. Je me bornerai à vous dire que dans ces circonstances vous devrez simplement chercher à éloigner du blessé les causes qui seraient susceptibles d'aggraver son état et, quand il s'agira de fracture ou de luxation, à le placer dans une position telle qu'il puisse garder l'immobilité jusqu'à l'arrivée du médecin qui avisera.

Je désire appeler votre attention sur d'autres accidents dans lesquels une intervention immédiate est souvent utile, quelquefois nécessaire : ce sont les piqûres d'abeilles, les morsures de vipères et de chiens enragés. Pour les piqûres d'abeilles ou d'insectes, si les symptômes sont légers, il vous suffira de laver la partie piquée avec un peu d'eau dans laquelle on versera quelques gouttes d'ammoniaque, pour procurer un soulagement presque immédiat. Vous ne pourrez vous dispenser de recourir à un médecin si le gonflement est considérable, si les piqûres sont nombreuses et siègent au cou, à la face et à la tête.

La vipère est le seul serpent venimeux de nos contrées : sa morsure est malheureusement fréquente à la campagne. La première chose à faire en présence de cet accident, c'est d'enlever les crochets de l'animal s'ils sont restés dans la plaie; ensuite il faut faire saigner cette plaie afin d'éliminer le venin qui y a été déposé au moment de la morsure. Le meilleur moyen pour arriver à ce résultat, c'est de sucer la plaie; cette succion n'a aucun danger, à la condition toutefois que l'on n'aura aucune écorchure dans la bouche, aux lèvres, à la langue : il est démontré en effet que si le venin a une action dangereuse lorsqu'il est introduit dans une plaie, il n'en a aucune lorsqu'il pénètre dans les voies digestives. Il faudrait, en outre, en attendant l'arrivée du médecin, si la morsure se trouvait sur un membre, lier fortement ce dernier avec une corde ou un mouchoir au-dessus de la plaie, c'est-à-dire entre la morsure et le reste du corps.

Vous devrez procéder de la même façon en présence de la morsure d'un chien enragé : sucer la plaie et la faire saigner. Mais cela ne suffit pas et la cautérisation est ici absolument nécessaire; elle doit de plus être immédiate. Il ne faut pas hésiter; faites rougir un morceau de fer et portez-le immédiatement sur la plaie, ou bien, si vous avez de l'ammoniaque pure à votre disposition, versez en quelques gouttes entre les lèvres de cette plaie. Vous n'aurez recours, bien entendu, à ces moyens violents qu'autant que vous aurez la certitude que le chien qui a mordu est enragé.

Je ne veux pas terrminer ce sujet sans vous dire un mot de l'asphyxie, nom que l'on donne à l'état qui résulte de la suspension ou de la suppression de la respiration. Toutes les causes qui s'opposent à la pénétration de l'air dans les poumons déterminent cet état qui peut encore être produit par l'arrivée dans ces mêmes organes d'un air vicié ou d'un gaz irrespirable. Je ne passerai pas ici en revue toutes ces causes, mais je tiens à vous indiquer brièvement ce que vous aurez à faire, si jamais il vous arrive de vous trouver en présence d'une personne asphyxiée. Je suppose que vous soyez appelés auprès d'un de vos élèves qu'on vient de retirer de l'eau, privé de connaissance, votre premier soin sera de chercher à ranimer le malade. Pour obtenir ce résultat, vous ferez arriver de l'air frais à la surface de son corps, vous aspergerez son visage d'eau froide, vous lui ferez respirer des odeurs pénétrantes, celle du vinaigre ou de l'acide sulfureux qui se dégage d'une allumette soufrée qu'on vient d'allumer; vous pourrez encore chatouiller les narines avec les barbes d'une plume. Enfin, si ces moyens échouent, vous aurez recours à l'insufflation de l'air dans les poumons, que vous pourrez pratiquer de bouche à bouche. Dans le cas actuel, comme il s'agit d'un noyé, avant de mettre en usage tous les moyens que je viens d'indiquer, vous commencerez par le coucher sur le côté et à le pencher légèrement pour favoriser l'écoulement du liquide qui souvent s'accumule dans les premières voies; mais surtout, vous vous garderez bien de le suspendre par les pieds, la tête en bas, comme cela se pratique quelquefois à la campagne. S'il s'agit d'un pendu, et si le premier vous arrivez auprès de lui, votre premier devoir sera de couper la corde et de desserrer le nœud coulant qui comprime le cou du malheureux que vous chercherez ensuite à ranimer par les moyens dont je viens de vous parler, sans vous inquiéter d'avoir auprès de vous le maire ou le commissaire de police. Souvenez-vous bien que ce n'est qu'après vous être comporté de la sorte que vous pourrez aller, s'il y a lieu, prévenir l'autorité afin qu'elle puisse procéder aux constations légales, et soyez persuadés qu'en agissant ainsi vous aurez su concilier vos devoirs envers l'humanité avec vos devoirs envers la justice.

Dans notre première conférence, en vous

indiquant les conditions hygiéniques que doit remplir une maison d'école, je songeais à la fois à la santé des élèves et à celle des maîtres, qui, l'une et l'autre, seront d'autant mieux sauvegardées que ces conditions seront mieux remplies. Pour ne pas m'exposer à des redites inévitables, je n'ajouterai qu'un mot relatif à l'hygiène des instituteurs. La profession que vous allez exercer, Messieurs, est une profession pénible, difficile; outre la culture de l'esprit, elle exige une grande patience, beaucoup de persévérance, mais par dessus tout une santé robuste qui vous permette de résister à la fatigue intellectuelle qui sera la conséquence même de l'exercice de vos fonctions. Pour lutter contre cette fatigue, vous aurez besoin de prendre un exercice modéré chaque jour : aussi le soir, après votre classe, gardez-vous bien de vous enfermer dans une chambre et de vous remettre au travail, car ce serait là le moyen d'user vite vos forces intellectuelles et vos forces physiques. Allez au contraire faire une promenade dans les champs; la variété du paysage reposera agréablement votre esprit et vos conversations avec les cultivateurs que vous ne manquerez pas de rencontrer, vous permettront, tout en étant pour vous un sujet de distractions, de leur donner quelques conseils, quelques notions utiles, dont ils vous seront reconnaissants. Pendant la belle saison, vous vous occuperez de votre jardin où vous pourrez mettre à profit les leçons d'horticulture que aurez reçues dans cet établissement. Outre l'intérêt que vous prendrez à ces travaux de jardinage, vous y trouverez un délassement véritable, car il est parfaitement vrai que l'intelligence se repose quand le corps agit.

J'ai fini, Messieurs. En traitant devant vous cette question importante de l'hygiène scolaire, j'ai négligé, sans doute, bien des particularités intéressantes, j'ai laissé bien des points obscurs. J'espère cependant que les notions que je viens d'avoir l'honneur de vous exposer, tout incomplètes qu'elles sont, pourront vous être utiles. Ces notions, du reste, vous pourrez les féconder bientôt, alors que vous serez aux prises avec les réalités de votre profession, que vous aurez commencé l'exercice de ce sacerdoce que vous honorerez et qui à son tour, soyez-en sûrs, vous honorera. Vous allez avoir en effet pour mission de former des hommes dans la véritable acception du mot : souvenez-vous que pour arriver à ce résultat vous devrez veiller avec une égale sollicitude sur les jeunes intelligences et sur les jeunes corps qui vous seront confiés. Pour vous affermir dans cette conviction, rappelez-vous sans cesse que chacun des enfants qui fréquenteront votre école doit être un jour électeur et soldat, c'est-à-dire représenter une fraction de la puissance morale et de la puissance matérielle sur lesquelles compte la France, notre chère Patrie, pour grandir et prospérer.

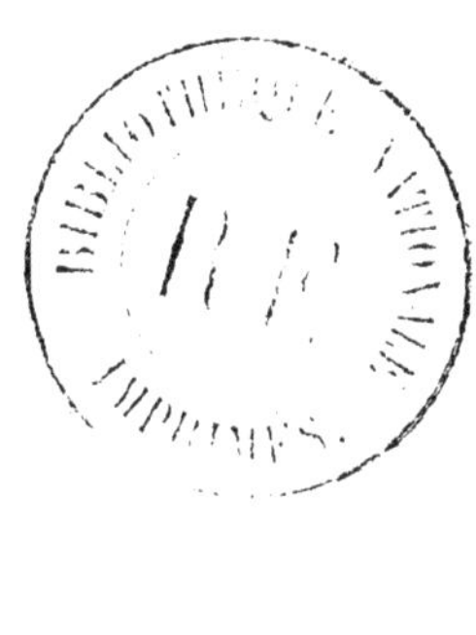

Guéret — imp. v^{e} Betoulle — 1878.

GUÉRET, IMPRIMERIE DE MADAME VEUVE BETOULLE

www.ingramcontent.com/pod-product-compliance
Ingram Content Group UK Ltd.
Pitfield, Milton Keynes, MK11 3LW, UK
UKHW020955180726
13838UKWH00003B/1346